NOTICE

SUR LE

RHUMIFUGE INDIEN

ET SUR

SON EFFICACITÉ CONTRE LES RHUMES

PAR LE

Docteur PIGEAIRE

DIRECTEUR DE L'ÉTABLISSEMENT DE SANTÉ HYDROTHÉRAPIQUE, A NEUILLY
QUARTIER SAINT-JAMES

Les rhumes font plus de mal que la peste, répondait
un médecin à l'un de ses amis qui lui disait : « *Je
me porte bien, je n'ai qu'un rhume.* »

(TISSOT, avis au peuple sur sa santé.)

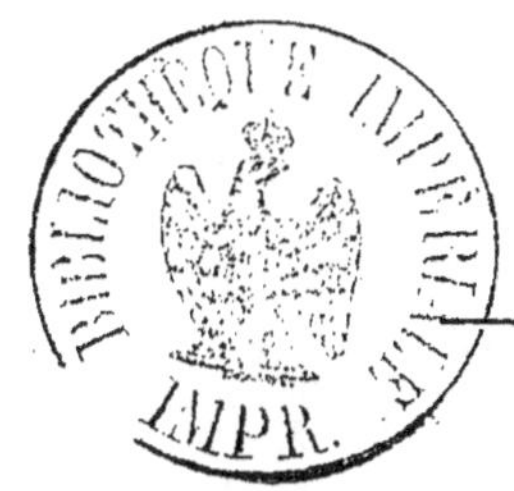

NEUILLY

TYPOGRAPHIE DE GUIRAUDET

Imprimeur de la Société des Ingénieurs civils,

2, PLACE DE LA MAIRIE, 2

MAI **1861**

NOTICE

SUR LE RHUMIFUGE INDIEN

ET SUR

SON EFFICACITÉ CONTRE LES RHUMES

Dans le courant de l'année 1856, je reçus, d'un de mes amis, la formule d'un élixir qui, me disait-il, d'après l'expérience souvent répétée qu'il en avait faite, guérit, dans trois ou quatre jours au plus, les rhumes les plus opiniâtres.

Il me recommandait d'en faire l'essai et que je constaterai moi-même l'efficacité de ce remède.

Dans ma réponse, je lui dis qu'à la première occasion j'essaierai l'emploi de son élixir, puisque les substances dout il est composé ne peuvent jamais être nuisibles; mais que je doutais un peu de sa spécificité. Qu'il y a des toux sèches, des toux grasses, des toux nerveuses presque convulsives; des toux qui accompagnent la coqueluche, la rougeole, etc.; mais que, néanmoins, j'expérimenterai cet élixir dans des rhumes bien caractérisés.

J'avoue que je ne recherchai pas trop l'occasion d'employer ce remède; aussi, quelques mois après en avoir reçu la formule, mon ami m'en faisait le reproche dans une nouvelle lettre. « Je suis sûr, me disait-il, que vous avez négligé de tenir votre promesse; que vous n'avez pas fait l'essai de l'élixir contre les rhumes, car vous m'auriez instruit du résultat de son emploi. Vous autres savants, vous faites peu de cas d'un remède que vous appelez populaire; vous semblez ignorer que les dix-neuf vingtièmes des médicaments que vous employez ont une semblable origine, et qu'ils n'ont été admis dans les formulaires scientifiques qu'après l'emploi vulgaire qui en avait été fait.

« J'avais oublié de vous apprendre comment j'avais eu cette recette en ma possession. Un négociant, chez qui j'allais presque tous les jours, était très-enrhumé depuis plus d'un mois, quand le capitaine d'un vaisseau au long cours vint chez lui pour affaire. Voyant que son correspondant toussait presque continuellement, il lui dit: « Je vais à bord chercher une fiole d'un élixir qui vous débarrassera de votre rhume. » Effectivement, une cuillerée de ce remède prise le matin, pendant quatre jours, suffit pour opérer cet effet.

« Vous savez qu'à part mes accès d'asthme je tousse

aussi très-souvent, j'achevai le reste de la fiole, et je m'en trouvai si bien, que je fus rendre visite au capitaine et le prier de me donner la recette de son élixir; ce qu'il fit avec empressement. Il m'apprit qu'étant aux Indes, ayant eu à s'approvisionner de quelques médicaments pour les besoins de son vaisseau, et se trouvant très-enrhumé, il avait demandé au maître de l'officine quelque chose pour calmer sa toux. Le pharmacien lui avait répondu : « L'élixir que je vais vous donner fera plus que de calmer votre toux, il vous la guérira. » Trois jours après, me dit le capitaine, mon rhume avait disparu. Un de mes matelots étant enrhumé, je lui fis prendre, quatre matins de suite, une cuillerée de cet élixir; le résultat fut le même.

« A la veille de mon retour en Europe, ajouta ce digne marin, j'allai de nouveau chez le pharmacien, lui demander une quantité plus grande de son élixir, et aussi la recette pour le composer. Dans mes courses, dans mes stations, autant de fois j'en ai fait l'emploi, autant de succès, j'en ai obtenu. »

« Je tiendrai, mon cher ami, le même langage que ce capitaine de vaisseau. Dans la petite ville où je me suis retiré, ma bourse n'y suffirait pas, si je donnais de cet élixir à tous ceux qui m'en demandent.

« Je ne vous ai pas dit un mot, si ce remède agissait par une propriété spécifique; je n'en sais rien. On a nommé le quinquina, le fébrifuge par excellence, parce qu'il chasse les fièvres, et que les Indiens l'employaient à cet effet, plusieurs siècles avant l'introduction en France de cette précieuse écorce. Je vous affirme que l'élixir dont je vous ai envoyé la recette a une efficacité contre les rhumes, bien plus prompte et plus certaine que celle du quinquina contre les fièvres.

« Quant aux diverses toux dont vous me parliez, je n'ai ni à les reconnaître, ni à les distinguer. Je ne suis pas médecin et je ne fais pas de la science. Une personne me dit : « Je tousse, je crache, mon rhume me tourmente nuit et jour. » Le remède que je lui donne fait cesser ces accidents. Pouvez-vous exiger davantage? Je vous demande seulement de faire l'essai de cet élixir; et vous m'en direz des nouvelles. »

Après avoir reçu cette lettre, je me procurai les substances indiquées dans la recette, et je préparai quelques flacons de cet élixir avec cependant une notable modification dans le rapport de quantité entre les bases et le véhicule dont il est composé; car nous n'avons pas affaire à des marins ou à des campagnards; bien résolu, au reste, de n'en faire l'essai que dans des rhumes bien confirmés.

Mlle B., âgée d'environ 40 ans, que j'avais traitée six ans auparavant, d'une hémiplégie, par la méthode hydrothérapique, vint nous rendre visite le premier dimanche du mois de décembre 1856. Elle toussait beaucoup. « Depuis trois ou quatre ans, nous dit-elle, je suis enrhumée pendant tout l'hiver. Ce n'est qu'au mois de mars ou d'avril que ce maudit rhume me quitte. J'ai usé inutilement des tisanes, sirops et pâtes qu'on m'a conseillés. Rien n'y a fait, J'ai éprouvé quelquefois un peu de calme momentané, voilà tout. Toutes ces drogues m'affadissaient l'estomac;

je prends seulement dans le jour, et de temps à autre, quelques grumaux de réglisse noire, le soir un peu de lait chaud, et j'attends patiemment le retour de la belle saison. »

Je communiquai la dernière lettre de mon ami, à cette demoiselle, et lui proposai l'emploi de l'élixir dont il s'agit. « Je veux bien l'essayer, dit-elle, s'il ne contient pas de substances narcotiques qui m'ont toujours fait beaucoup de mal. » Je l'assurai qu'il n'y en avait pas un atôme dans cet élixir.

Huit jours après, le dimanche suivant, elle vint toute radieuse nous annoncer qu'elle ne toussait plus du tout; que, pendant cinq jours, elle avait pris, le matin, étant dans son lit, une cuillerée d'élixir; qu'elle avait éprouvé d'abord une cuisson assez vive dans le gosier, suivie, presque aussitôt, d'une sensation de fraîcheur et de calme, et d'un peu de moiteur à la peau. Que, chaque jour, la toux avait progressivement diminué et avait cessé entièrement dès le cinquième jour.

Chez une de mes voisines, âgée de 17 à 18 ans, deux cuillerées suffirent pour dissiper un rhume qui, à la vérité, était tout récent.

M. H., marchand de quincaillerie, grande avenue de Neuilly, 183, étant fortement enrhumé, vint chercher un flacon d'élixir. Il s'en trouva si bien, que, dans l'espace de quinze jours, il m'envoya sept à huit personnes de son voisinage, également enrhumées, et chez lesquelles l'élixir rhumifuge opéra le même effet.

M. B., rentier, 106, avenue de Neuilly, vint chez moi et me dit que sa femme enrhumée depuis quelque temps était atteinte de violentes quintes de toux d'une durée de demi-heure à trois quarts d'heure, tous les matins dans son lit, depuis cinq à six jours, contre lesquelles les calmants qu'on lui avait ordonnés avaient été impuissants. « J'ai appris, ajouta-t-il, que vous aviez un remède pour guérir la toux, je viens vous prier de m'en remettre. — Je ne puis vous assurer que ce remède guérira Mme B., je vous dirai, comme aux personnes à qui j'en ai donné, *faites en l'essai.* »

Quelques jours après, passant devant sa maison, j'y montai pour voir cette dame que je n'avais pas encore l'honneur de connaître. « Votre élixir, me dit-elle, a opéré d'une manière miraculeuse. Dans trois jours, il a dissipé entièrement la toux et les quintes dont j'ai tant souffert. D'abord il me piqua si vivement le gosier, que j'étais presque fâchée d'en avoir pris une cuillerée; mais cette cuisson ne dura qu'un instant. J'éprouvai ensuite un calme parfait, un sentiment de bien être. Il me semblait, cependant, qu'il y avait une légère ivresse dans cet état. Il y a du rhum dans votre élixir et je crains beaucoup les liqueurs un peu fortes. Mais je n'éprouvai pas, étant au lit, ni après être levée, cette espèce d'engourdissement où je me trouvais après avoir pris les pilules calmantes qu'on m'avait précédemment ordonnées. »

Trois semaines après, M. B. envoya chercher un autre flacon de ce *rhumifuge*, non pour sa femme, mais pour lui-même qui, à son tour, s'était enrhumé.

M. de B., habitant de Passy, âgé de 75 ans, éprouvait des quintes longues et fréquentes d'une toux catarrhale. L'administration d'une cuillerée de rhumifuge, pendant cinq jours, fit cesser ces quintes et rendit à M. de B. l'appétit qu'il avait perdu. Il ne faudrait pas néanmoins croire que le catarrhe habituel et chronique dont il est affecté soit guéri.

M. N., notaire honoraire, rue Tronchet à Paris, a été délivré d'un rhume après quatre prises de cet élixir.

M. H., mécanicien au faubourg Saint-Antoine, vint un dimanche demander un flacon de rhumifuge. « Depuis deux ans, me dit-il, je tousse chaque matin, après mon lever, pendant une heure et demie au moins. Cette toux me fatigue et me nuit beaucoup, ayant à surveiller et à diriger plusieurs ouvriers. Mon médecin a employé l'émétique, les purgatifs, divers sirops et pâtes pectorales. Je n'en ai pas moins continué à tousser plus ou moins. Mon frère vient de me dire que vous aviez un remède souverain pour guérir la toux, et dont il avait éprouvé les bons effets. Je viens vous prier de me le donner. » Le dimanche suivant, ce mécanicien vint m'apprendre que le rhumifuge l'avait

guéri. J'ai revu deux fois, à une année de distance, M. H.
toujours enchanté de ce remède.

Une cousine à lui, Madame B., charcutière à Puteaux,
a été débarrassée d'un rhume qu'elle avait depuis quatre
à cinq jours, après avoir pris trois cuillerées du rhumifuge.

Sa voisine, Madame R., sage femme très-instruite, était
enrhumée depuis plus d'un mois et demi. Elle envoya
chercher un flacon de rhumifuge. Il opéra sans doute chez
elle son effet ordinaire, car quelque temps après, elle en
envoya chercher pour son mari déjà avancé en âge, chez
qui un rhume venait de se manifester.

Rien ne prouve mieux l'efficacité d'un remède, que le
conseil d'y avoir recours, donné par une personne qui en
a fait usage. Sous ce rapport, nous devons mentionner
honorablement M. G., chef d'une grande usine de teinture
à Puteaux. Cet homme de bien, dans toute l'expression
du mot, après avoir été guéri d'un rhume par le rhumifuge, en demanda six flacons pour des membres de sa famille ou pour un ou deux ouvriers de son usine, qui étaient
enrhumés. Quinze jours après, sa demande fut de douze
flacons; il la renouvela de temps à autre sur le même
pied, et a continué de la même manière. Le 28 novembre
1860, il m'écrivait : « Ayez l'obligeance, mon cher
docteur, de m'envoyer douze bouteilles de rhumifuge. »
Toutes ces distributions, il les a faites gratuitement aux
pauvres comme aux riches.

Quelques lecteurs seront étonnés que le chef et l'admi-
nistrateur d'une grande fabrique puisse s'occupper, sans
aucun intérêt, de la propagation d'un remède quelque effi-
cace qu'il soit. Leur étonnement cessera, lorsqu'ils sauront
que les sentiments élevés de M. G., le portent à être utile
à ses semblables. Que sa position, malgré ses occupations
ordinaires, lui permet de se livrer au penchant naturel
de son âme, celui de faire le bien. Doué d'un esprit d'or-
dre remarquable, d'un jugement sain et calme, il possède
le rare talent de bien observer. Il se trouve, au reste, dans
les conditions les plus favorables relativement à l'objet
que nous traitons,

M. G. a sous les yeux près de deux cents ouvriers em-
ployés dans sa fabrique. Il est en rapport d'affaires avec
de nombreux commettants. Ses relations de famille, d'ami-
tié et de société sont étendues. Il est président de la Société de bienfaisance de la commune de Puteaux. Il est
président de la Société de secours mutuels de la dite commune. Il n'est donc pas étonnant qu'il ait pu distribuer et
propager, dans les diverses classes avec lesquelles il est en
contact, notre remède contre l'indisposition la plus fré-
quente de toutes celles auxquelles nous sommes exposés.

Au nombre des faits remarquables observés par M. G.,
je dois citer celui-ci : Dans une réunion où il se trouvait
avec quelques personnes de sa connaissance, était un pro-
fesseur du Conservatoire, affecté depuis assez longtemps
d'une extinction de voix qui l'avait forcé d'interrompre le
cours de ses leçons. M. G. après lui avoir parlé de l'efficacité du rhumifuge dans les toux même anciennes, l'en-
gagea à faire l'essai de cet élixir. Huit jours après, ce pro-

fesseur reprit ses leçons avec sa voix ordinaire, libre et sonore.

Convaincu ainsi que moi de la vertu curative du rhumi-fuge indien, M. G..., dès le mois de mars 1857, me sollicita à donner de la publicité à cet élixir, par la voie des journaux. Je ne lui cachai pas que j'éprouvais une certaine répugnance à suivre son avis, en lui observant que parmi les annonces médicales, il y en avait de très-bonnes, sans contredit, mais que certaines avaient peu de valeur aux yeux des médecins instruits, et que d'autres étaient évidemment fallacieuses. Que notre rhumifuge, encore inconnu, courrait le risque d'être mal apprécié, puisque moi-même je l'avais reçu avec tiédeur, malgré ma confiance dans l'ami intime qui m'en avait envoyé et confié la recette pour en disposer à ma volonté. Que rien ne pressait pour sa publication et qu'il importait de la baser sur une masse imposante d'expériences. D'ailleurs, je vous le répète, je suis peu disposé à voir mon nom accolé à celui des faiseurs de certaines annonces. — « Mais vous publiez une chose utile, bonne et très-bonne. — Perdra-t-elle de sa valeur en en retardant la publication ? Attendons l'automne prochain. »

Le lendemain nous revînmes sur le même sujet ; même détermination de ma part. Alors M. G... me demanda une courte notice sur le rhumifuge, sans me dire ce qu'il voulait en faire. Quelques jours après, c'était le 15 mars, il me communiqua la lettre suivante qu'il venait de recevoir.

« Paris, le 14 mars 1857. Monsieur, quoique je sois payé pour avoir peu de confiance dans les remèdes secrets, d'après vos observations et votre bonne recommandation, dites au docteur Pigeaire que s'il veut me communiquer la composition de son élixir, je lui indiquerai ce qu'il aura à faire pour le faire acheter par le gouvernement, qui payera grandement, si le remède est nouveau et plus effi-cace contre les maux indiqués, que les remèdes connus.» Signé : Chomel. »

« A la bonne heure ! m'écriai-je, j'aime mieux cette voie que celle des journaux; elle sera moins lucrative, mais beaucoup plus selon mon goût. » Malheureusement, cet evéminent praticien était alors bien malade; et sa mort, surnue bientôt après, ajourna nos projets de publication.

Nous n'avons pas moins continué, depuis lors, l'usage du rhumifuge dans les cas qui en réclament l'emploi. Pour terminer cette notice, nous citerons seulement trois à quatre observations récentes.

M. F..., pharmacien à Neuilly, Grande-Avenue, 167, était depuis plus d'un mois et demi tourmenté par un rhume que n'avait pu affaiblir l'emploi des divers ingré-dients pectoraux qu'il a sous la main. A son grand éton-nement, le rhumifuge indien, dans lequel il n'avait pas une grande confiance, lui guérit son rhume dans trois jours. Il donna, m'a-t-il dit, le restant du flacon qu'il avait entamé à une de ses voisines, et le rhume dont cette dame était affectée disparut également aussi vite. Enfin il m'a rapporté un fait qui paraît incroyable. Cet élixir a opéré le même effet chez une personne qui toussait journellement depuis vingt ans.

Mme M..., rue de Nanterre, 26, à Puteaux, m'écrivit il y a environ un mois et demi, de venir chez elle pour sa femme de chambre, dont l'état de santé l'inquiétait beaucoup. Depuis quelque temps, cette demoiselle toussait toute la nuit presque sans interruption. Après un examen attentif, je rassurai cette dame au sujet de la nature de cette toux qu'il importait cependant de faire cesser au plus tôt. (Tout le monde a entendu parler des effets souvent funestes d'un rhume négligé.) Je conseillai, pour tout remède, le rhumi-fuge, à la dose seulement d'une cuillerée à café tous les matins ; que nous aviserions plus tard si ce moyen échouait. Six jours après, je fus revoir cette demoiselle. C'est elle-même qui vint m'ouvrir. En me voyant, elle se mit à dire : « Monsieur, depuis deux jours je ne tousse plus du tout ; Madame va être bien contente de votre visite. » Effective-ment, Mme M... était dans le ravissement. Les questions et les réponses sur l'historique du rhumifuge furent le sujet de notre conversation.

M. D..., propriétaire d'une maison de campagne sur le bord de la Seine, au coin de la rue de la Ferme, à Neuilly, était affecté d'une extinction de voix, causée sans doute par la poussière que font les maçons et terrassiers qui travail-lent chez lui et, pour ainsi dire, avec lui. Malgré ces condi-tions mauvaises, trois prises de rhumifuge ont fait cesser cette incomplète aphonie.

Nous terminerons là nos citations ; il serait fastidieux de les étendre.

J'étais, hier, occupé à corriger l'épreuve de cette notice, lorsque M. Duq., 101, avenue des Ternes, près de la nouvelle barrière de Paris, est venu me remercier du conseil que je lui avais donné pour le guérir d'un rhume avec des quintes incessantes qui, depuis trois mois, le fatiguaient beaucoup et le privaient de sommeil. Dans ces quintes, il expectorait beaucoup de matières muqueuses, mélangées quelquefois de glaires et de parcelles d'aliments. Il attribuait la cause de ce rhume à un courant d'air auquel il avait été exposé en faisant l'inventaire des chevaux de la Compagnie impériale des petites voitures de Paris. M. Duq. est membre du conseil de cette Compagnie.

Une cuillerée de rhumifuge, prise chaque matin, pendant cinq jours, avait fait disparaître ce cruel rhume (expression de M. Duq.), contre lequel tous les remèdes pectoraux avaient été sans succès.

Pour consolider sa cure, il avait été chercher un autre flacon de cet élixir dont il avait pris seulement deux cuillerées, conservant les trois autres cuillerées en cas de besoin, pour lui ou quelqu'un des siens.

Plus de quatre années d'expériences positives suffisent sans doute pour constater l'efficacité du rhumifuge indien. Aucun médicament n'a été expérimenté ni si longtemps, ni sur une si grande échelle.

Tous les médecins savent, et personne au reste n'ignore que les tisanes, les lochs, les sirops et pâtes pectorales ne peuvent que calmer plus ou moins et momentanément la toux. « Il faut, chacun le dit, que le rhume ait son cours. » Le rhumifuge le guérit dans trois à quatre jours. Un seul flacon, contenant quatre à cinq cuillerées, opère cette cure. Sur plus de deux cent cinquante personnes à qui ce remède a été administré, il n'y en a que deux qui ont eu besoin de recourir à un second flacon.

L'emploi du rhumifuge est aussi simple que facile. Une cuillerée à bouche pour les grandes personnes, une cuillerée à café pour les enfants, prises le matin dans le lit, suffisent dans la généralité des cas. Pour ceux exceptionnels, qui, au reste sont très-rares, on diminue ou on augmente la dose, selon l'indication des symptômes. On ne doit manger que deux heures après avoir pris le rhumifuge, sans rien changer à la manière de vivre à laquelle on est accoutumé.

Le rhumifuge indien se recommande donc par la simplicité de son emploi, par la modération de son prix et par son efficacité rhumifuge incontestable.